RÉPUBLIQUE FRANÇAISE

DÉPARTEMENT DE LA SEINE-INFÉRIEURE

SERVICE DE LA VACCINE

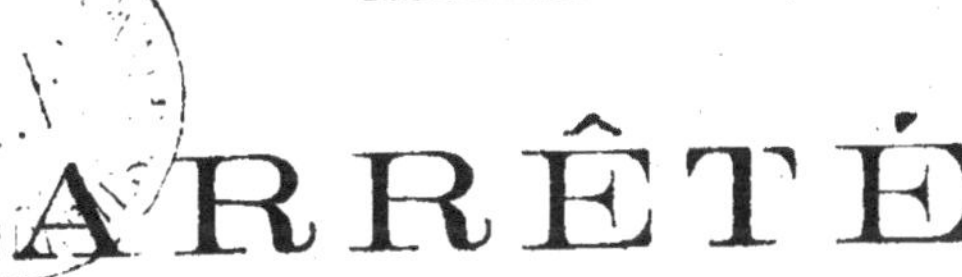

ARRÊTÉ

ET

INSTRUCTIONS

M

Vaccinateur spécial

à

ROUEN
IMPRIMERIE CAGNIARD (LÉON GY, SUCCESSEUR)
Rue des Basnage, 5

1912

RÉPUBLIQUE FRANÇAISE

DÉPARTEMENT DE LA SEINE-INFÉRIEURE

SERVICE DE LA VACCINE

ARRÊTÉ

ET

INSTRUCTIONS

ROUEN

IMPRIMERIE CAGNIARD (LÉON GY, SUCCESSEUR)

Rue des Basnage, 5

1912

SERVICE DÉPARTEMENTAL DE LA VACCINE

ARRÊTÉ

Le Préfet de la Seine-Inférieure, Officier de la Légion d'honneur,

Vu :

La loi du 15 février 1902 sur la protection de la santé publique (article 6) ;

Le décret du 27 juillet 1903 ;

Les délibérations du Conseil général des 15 avril et 2 septembre 1904, 28 août 1906, 2 octobre 1907, 2 octobre 1908, 6 octobre 1911 et 4 octobre 1912,

Arrête :

Article premier. — Les dispositions de l'article 6 de la loi du 15 février 1902, relatives à l'obligation de la vaccination antivariolique au cours de la première année de la vie, de la revaccination au cours de la onzième et de la vingt et unième année, recevront leur application dans le département, dans les conditions ci-après indiquées :

Art. 2. — Est considéré comme ayant satisfait aux prescriptions de l'article 6 de la loi du 15 février 1902 tout assujetti qui aura :

1° Ou bien déposé à la Mairie de sa commune, avant l'expiration de sa première, de sa onzième ou de sa vingt et unième année, suivant le cas, un certificat délivré par un médecin ou une sage-femme de son choix, constatant soit qu'il a été vacciné ou revacciné avec succès, soit qu'il a subi trois vaccinations ou revaccinations pratiquées à huit jours d'intervalle l'une de l'autre ;

2° Ou bien obtenu le certificat délivré par le vaccinateur spécial, au cours des séances publiques et gratuites tenues chaque année dans toutes les communes du département.

Art. 3. — Les assujettis, leurs parents ou tuteurs, suivant le cas, quelle que soit leur nationalité, qui auront négligé de se conformer aux prescriptions de l'article 2, seront l'objet d'un procès-verbal dressé par le Maire ou le Commissaire de police et constatant contravention à l'article 6 de la loi du 15 février 1902 (1).

Ce procès-verbal sera transmis immédiatement au magistrat chargé des fonctions de ministère public près le Tribunal de simple police.

Séances publiques de vaccinations et revaccinations. Revision des résultats. — Délivrance des certificats.

Art. 4. — Chaque année, et dans chaque commune, il est organisé une série de trois séances publiques et gratuites, à huit jours d'intervalle l'une de l'autre, auxquelles toutes les personnes assujetties à la vaccination ou à la revaccination pourront se présenter.

La date de ces séances sera fixée, en tenant compte des coutumes locales ou des circonstances spéciales, après entente entre le Maire et le Vaccinateur spécial désigné par l'Administration, dans la période comprise entre le 1er mai et le 1er octobre.

La date des séances sera déterminée un mois avant la première séance ; communication des dates fixées sera faite sans retard à

(1) Conformément à l'article 27 de la loi du 15 février 1902, quiconque aura commis une contravention aux prescriptions de l'article 6 de ladite loi sera puni des peines portées à l'article 471 du Code pénal, qui consistent dans une amende de 1 à 5 francs (article 471) et dans un emprisonnement de trois jours au plus en cas de récidive (article 474).

l'Inspecteur départemental des Services d'hygiène par le médecin vaccinateur.

Si des circonstances spéciales l'exigent, si la commune, notamment, est pourvue d'un Bureau d'hygiène, le Maire peut organiser des séances de vaccinations et revaccinations à toute autre époque de l'année, après en avoir référé à l'Administration.

Art. 5. — Ces séances publiques sont annoncées par un avis du Maire publié le dimanche précédent et affiché dans les endroits bien apparents.

L'avis mentionne la date, l'heure, le lieu de la séance ; il rappelle les obligations légales des parents et tuteurs et les pénalités qu'ils encourent en ne s'y conformant pas.

Il mentionne en outre que la séance, toujours gratuite, est ouverte, à titre facultatif, aux personnes non assujetties à la loi.

Un avis individuel sera adressé, par les soins du Maire, aux parents ou tuteurs des assujettis, dans la semaine qui précède la première séance.

Dans les communes dotées d'un Bureau d'hygiène, un arrêté municipal, qui doit être approuvé par le Préfet, publié et affiché, détermine dès le début de l'année et pour l'année entière, le lieu, les jours et heures des séances de vaccinations et de revaccinations.

Art. 6. — Les locaux désignés par le Maire pour les opérations doivent être propres, suffisamment spacieux, bien éclairés, bien aérés, convenablement chauffés si la température l'exige, se prêter, autant que possible, à une subdivision en salle d'attente et en salle d'opérations, et surtout ne jamais être encombrés.

Ils seront pourvus, par les soins du Maire, d'une cuvette, de savon, d'une serviette propre, d'eau propre et d'une lampe à alcool en état de fonctionner.

Art. 7. — Les personnes vaccinées ou revaccinées à la première séance se présenteront à la seconde ; le certificat de vaccination ou de revaccination leur sera délivré immédiatement, à cette seconde séance, par le Médecin vaccinateur, si le résultat de l'opération a été positif ; dans le cas contraire, l'opération sera renouvelée.

Les personnes vaccinées ou revaccinées à la seconde séance se présenteront à la troisième ; le certificat de vaccination ou de revaccination leur sera délivré immédiatement à cette troisième séance, par le Médecin vaccinateur, si le résultat de l'opération a été positif; dans le cas contraire, l'opération sera renouvelée.

Au cours de la troisième séance, le certificat de vaccination ou de revaccination sera délivré à toute personne ayant subi trois vaccinations ou revaccinations, quel que soit le résultat de la troisième opération.

ART. 8. — La séance publique de vaccination et de revaccination est ajournée par arrêté préfectoral, sur l'avis du Maire, lorsqu'une maladie infectieuse, autre que la variole, règne épidémiquement dans la commune ou menace de prendre une extension épidémique.

ART. 9. — En cas d'épidémie de variole, au contraire, des séances publiques extraordinaires et aussi nombreuses que le comportent les circonstances sont organisées, à la demande de l'Administration, dans les communes envahies ou menacées.

Ces séances, comme celles d'ailleurs qui ont lieu en temps normal, sont largement ouvertes aux personnes non assujetties à la loi, qui sont libres de s'y présenter pour être revaccinées gratuitement.

ART. 10. — Les personnes habitant un immeuble où s'est montré un cas de variole ou de maladie contagieuse sont vaccinées ou revaccinées à domicile.

ART. 11. — Les enfants sont amenés à la vaccination ou à la revaccination dans un rigoureux état de propreté.

ART. 12. — Le Maire ou son délégué assiste aux séances.

Etablissement des Listes des personnes à vacciner ou à revacciner.

ART. 13 — Le Maire établit chaque année, avant le 15 mars, la liste des assujettis aux obligations de l'article 6 de la loi du 15 février 1902.

Les assujettis sont répartis sur trois listes, suivant leur âge.

La liste A (première vaccination) comprendra :

1° Obligatoirement, tous les enfants résidant dans la commune, quelle que soit leur nationalité, qui atteindront la première année de leur âge dans le courant de l'année où se tiendront les séances ;

2° Obligatoirement, tous les enfants âgés de moins de dix ans, résidant dans la commune, qui, pour une cause quelconque, n'auraient jamais été vaccinés avec succès ou revaccinés à trois reprises consécutives, à huit jours d'intervalle l'une de l'autre ;

3° Facultativement, tous les enfants âgés de plus de trois mois et de moins de un an au moment de la tenue des séances, et résidant dans la commune.

La liste B (première revaccination) comprendra :

1° Obligatoirement, tous les enfants résidant dans la commune, quelle que soit leur nationalité, qui atteindront la onzième année de leur âge dans le courant de l'année où se tiendront les séances ;

2° Obligatoirement, tous les enfants au-dessus de onze ans qui n'auraient pas, pour une raison quelconque, été revaccinés avec succès ou revaccinés trois fois au cours de leur onzième année ;

3° Facultativement, tous les enfants résidant dans la commune et entrés dans la onzième année de leur âge au moment de la tenue des séances.

La liste C (deuxième revaccination) comprendra :

1° Obligatoirement, toutes les personnes résidant dans la commune, quelle que soit leur nationalité, qui atteindront la vingt et unième année de leur âge dans le courant de l'année où se tiendront les séances ;

2° Obligatoirement, toutes celles qui n'auraient pas, pour une raison quelconque, été revaccinées avec succès ou revaccinées trois fois au cours de leur vingt et unième année ;

3° Facultativement, toutes celles qui se trouveront dans la vingt et unième année de leur âge au moment de la tenue des séances.

Si le Maire le juge utile, il pourra établir une liste des personnes qui, quoique non assujetties aux prescriptions de l'article 6 de la loi du 15 février 1902, désireront être revaccinées ou se présenteront effectivement aux séances ; un certificat pourra leur être délivré par le Médecin vaccinateur.

Art. 14. — Pour l'établissement des listes précédentes, le Maire utilisera les registres de l'état-civil. ceux de la protection du premier âge, les feuilles du recensement, les registres de présence des établissements d'instruction publique ou privée, etc.

Art. 15. — Les listes A, B et C seront établies en simple expédition, avant le 15 mars de chaque année, et adressées à la Préfecture (Inspection des Services d'hygiène) avant le 1er avril.

Après visa pour contrôle, elles seront retournées aux Mairies respectives avant le 1er mai.

Au moment des séances, elles seront remises au Médecin vaccinateur. qui aura seul qualité pour y porter les mentions relatives aux opérations effectuées, aux constatations faites et aux certificats délivrés.

A l'issue de la dernière séance, elles seront signées par le Médecin vaccinateur. certifiées par le Maire et retournées sans délai par lui à la Préfecture (Inspection des Services d'hygiène).

Art. 16. — A l'issue de la dernière séance, le Médecin vaccinateur établira :

1° Un relevé récapitulatif des opérations effectuées, des constatations faites et des certificats délivrés ;

2° Un état de l'indemnité qui lui est due, dont les bases sont déterminées par l'article 25 ci-après.

Ces états seront certifiés exacts par le Maire et adressés à la Préfecture (Inspection des Services d'hygiène), en même temps que les listes A, B et C.

ART. 17. — Il sera établi, par les soins de l'Inspection des Services d'hygiène, un avis individuel qui sera remis aux contrevenants, par les soins du Maire, contre récépissé.

Cet avis leur rappellera que, faute par eux de se conformer aux dispositions de l'article 2 du présent arrêté, il sera dressé contre eux la contravention prévue à l'article 3 du même arrêté.

ART. 18. — Tous les certificats remis au Maire, en exécution des prescriptions du § 1 de l'article 2 du présent arrêté, seront transmis sans délai à la Préfecture (Inspection des Services d'hygiène).

ART. 19. — Après expiration de délais suffisants, il sera établi, par les soins de l'Inspection des Services d'hygiène, un état nominatif des assujettis n'ayant pas satisfait à la loi.

Cet état sera transmis au Maire, qui sera tenu de dresser le procès-verbal prévu à l'article 2 du présent arrêté.

ART. 20. — Tout assujetti qui aura fait l'objet d'une contravention prévue à l'article 3 du présent arrêté sera inscrit à nouveau, en tête de la liste des assujettis de son âge, pour l'année suivante.

Dans le cas où il se refuserait à nouveau à satisfaire à la loi, les peines de la récidive lui seraient applicables.

Personnel vaccinateur et Opérations vaccinales.

ART. 21. — Les vaccinateurs du Service sont nommés pour trois ans, par arrêté préfectoral, déterminant pour chacun d'eux l'étendue de sa circonscription.

Leur mandat peut être renouvelé.

ART. 22. — Ces vaccinateurs spéciaux se servent exclusivement, pour la vaccination et la revaccination, de vaccin animal provenant des établissements producteurs qui rempliront les conditions déterminées en exécution de l'article 3, paragraphe 1er du décret du 27 juillet 1903.

ART. 23. — Le vaccinateur spécial est tenu :

1° De fixer chaque année, conformément aux dispositions de l'article 4 du présent arrêté, la date, l'heure et le lieu des trois séances publiques et gratuites ;

2° De donner avis, dans le mois qui précède la première séance, à la Préfecture (Inspection des Services d'hygiène), des dates, heures et lieux fixés ;

3° De vacciner ou revacciner gratuitement toutes les personnes mentionnées sur les listes dressées par les Maires, ainsi que toutes les personnes qui se présenteraient effectivement et spontanément aux séances ;

4° De délivrer gratuitement le certificat, dont le modèle sera établi et fourni par l'Administration, à toute personne ayant subi avec succès une vaccination ou une revaccination, ou ayant subi trois vaccinations ou revaccinations successives, pratiquées à huit jours d'intervalle l'une de l'autre ;

5° De délivrer le même certificat à toute personne inscrite sur les listes, qui lui présentera le certificat d'un médecin ou d'une sage-femme de son choix, rédigé conformément au paragraphe 1 de l'article 2 du présent arrêté ;

6° De porter sur les listes d'assujettis toutes mentions utiles ;

7° D'établir à la fin de la dernière séance l'état récapitulatif des opérations effectuées et l'état des indemnités qui lui sont dues ;

8° D'assurer à ses frais la fourniture du vaccin et des instruments nécessaires ,

9° De se rendre à domicile pour opérer la vaccination ou revaccination lorsque l'enfant habite un immeuble dans lequel s'est manifestée la variole ou une autre maladie contagieuse régulièrement déclarée, et que les parents ne préfèrent pas le faire vacciner ou revacciner par un Médecin de leur choix ;

10° De se conformer, enfin, aux prescriptions de l'arrêté ministériel du 28 mars 1901 et aux instructions spéciales approuvées par l'Académie de médecine et le Conseil supérieur d'hygiène publique de France, dont le texte lui est remis par l'Administration ;

11° De tenir éventuellement et dans les mêmes conditions des séances supplémentaires à la demande de l'Administration.

Dépenses.

Art. 24. — Les dépenses du Service comprennent :

La rémunération des vaccinateurs, la fourniture des imprimés, etc.

Elles sont supportées par les communes, le Département et l'Etat, suivant les règles fixées par les articles 27, 28, 29 de la loi du 15 juillet 1893, mandatées par le Préfet et recouvrées ensuite sur les communes et sur l'Etat.

Art. 25. — Les vaccinateurs reçoivent :

1° Une allocation de 0 fr. 35 par opération vaccinale ou revaccinale ;

2° Une indemnité de 1 fr. 50 par chaque séance publique.

En outre :

3° S'ils opèrent en dehors de leur résidence, une indemnité de 0 fr. 20 par kilomètre ou fraction de kilomètre à chaque déplacement (aller sans retour) ;

4° S'ils se rendent à domicile, dans le cas prévu à l'article 23, paragraphe 9, 1 franc à chaque visite ;

5° Le remboursement de leurs frais de passage du bac, tant à l'aller qu'au retour.

Art. 26. — Le contingent de chaque commune dans le paiement des dépenses du Service est déterminé de la façon suivante :

Le montant global de ces dépenses est divisé par le chiffre de la population du département, et le quotient obtenu multiplié par le chiffre de la population municipale de la commune, dont la contribution se trouve ainsi fixée.

Cette contribution est réduite de la participation du Département, telle qu'elle est fixée au barème du tableau A, annexé à la loi du 15 juillet 1893.

Art. 27. — Le règlement du 1er avril 1909 est rapporté.

Art. 28. — MM. les Sous-Préfets, les Maires et les Médecins vaccinateurs, ces derniers sous le contrôle de l'Inspecteur départemental des Services d'hygiène, sont chargés d'assurer l'exécution du présent règlement.

Rouen, le 20 novembre 1912.

Signé : BRELET.

INSTRUCTIONS

SUR

LES OBLIGATIONS DES PRATICIENS

CHARGÉS DES SERVICES PUBLICS DE VACCINE

ARRÊTÉ MINISTÉRIEL DU 28 MARS 1904

Le Président du Conseil, Ministre de l'Intérieur et des Cultes,

Vu la loi du 15 février 1902, et notamment son article 6 relatif à l'obligation de la vaccination et de la revaccination antivarioliques ;

Vu le décret du 27 juillet 1903 portant règlement d'administration publique sur la vaccination et la revaccination obligatoires, et notamment son article 3, dont le premier paragraphe est ainsi conçu :

> Des arrêtés ministériels, pris après avis de l'Académie de Médecine et du Comité consultatif d'hygiène publique de France, déterminent les obligations des médecins chargés des vaccinations gratuites...

Vu les avis de l'Académie de Médecine et du Comité consultatif d'hygiène publique de France ;

Sur la proposition du conseiller d'Etat, directeur de l'assistance et de l'hygiène publiques,

Arrête :

Article premier. — Les vaccinations et revaccinations

publiques sont pratiquées exclusivement avec le vaccin animal.

Le vaccin employé ne peut provenir que des établissements producteurs remplissant les conditions déterminées en exécution de l'article 3, § 1er, du décret du 27 juillet 1903.

Art. 2. — Le service est placé sous le contrôle immédiat du Conseil d'hygiène départemental et sous le contrôle supérieur de l'Académie de Médecine.

Le contrôle du Conseil départemental d'hygiène s'exerce par l'entremise d'une Commission spéciale qui est composée de trois membres désignés par le préfet sur la présentation du Conseil et présidée par le secrétaire général ou par un conseiller de préfecture délégué. Les trois membres du Conseil comprennent deux médecins particulièrement qualifiés par leur compétence bactériologique et un vétérinaire.

La Commission devra présenter chaque année au préfet du département un rapport sur le fonctionnement du service.

Art. 3. — Il devra être fait emploi du vaccin dans le plus court délai possible, et au plus tard dans le délai de quarante jours à dater de sa récolte.

L'excédent de vaccin provenant de tubes ouverts au cours d'une précédente opération ne sera jamais utilisé.

Les praticiens chargés du service tiennent à cet égard un registre personnel portant, outre les numéros d'ordre, les indications suivantes : le jour de la réception du vaccin ; le nom de l'établissement d'où il provient ; le numéro du livre d'envoi de cet établissement ; la quantité de produit reçue ; le lieu, le jour et la séance où il a été utilisé ; le nombre d'enfants vaccinés ; les observations générales motivées par le service ou par les résultats obtenus.

Art. 4. — Les vaccinateurs veilleront à ce que les séances soient toujours tenues dans des locaux propres, suffisamment spacieux, bien éclairés, bien aérés, convenablement chauffés, ne recevant d'habitude que des personnes saines ; ces locaux ne devront jamais être encombrés.

Art. 5. — Les enfants à vacciner devront être examinés avec soin avant l'opération. On interrogera, s'il y a lieu, les parents sur leur état de santé habituelle. La vaccination et la revaccination des enfants affligés de maladies chroniques susceptibles de porter atteinte à la nutrition ou à la constitution des humeurs seront ajournées à une époque ultérieure, à moins de circonstances exceptionnelles qu'il appartient au médecin vaccinateur d'apprécier.

Art. 6. — Le vaccinateur est libre de recourir au procédé d'inoculation qui a sa préférence. Mais, quel que soit ce dernier, l'inoculation doit être considérée comme une opération chirurgicale et exécutée avec toutes les règles propres à écarter les infections traumatiques.

Art. 7. — La visite des sujets vaccinés se fera au plus tôt le septième jour après l'opération.

Art. 8. — Si des insuccès avérés et exceptionnels étaient constatés, ou si des accidents imputables à la vaccination venaient à se produire, les praticiens chargés du service devraient en rendre compte aussitôt au préfet du département qui en saisirait la Commission spéciale du Conseil départemental d'hygiène et l'établissement producteur.

Art. 9. — En dehors des prescriptions formulées soit par le décret du 27 juillet 1903, soit par le présent arrêté, les praticiens chargés du service public ont le devoir de se conformer aux obligations résultant pour eux des *Instructions spéciales approuvées à cet effet par l'Académie de Méde-*

cine et le Comité consultatif d'hygiène publique de France. Ces instructions seront remises par les soins de l'Administration à chacun des praticiens intéressés, de telle sorte qu'il en ait constamment un exemplaire à sa disposition.

Art. 10. — Le conseiller d'Etat, directeur de l'assistance et de l'hygiène publiques, est chargé de l'exécution du présent arrêté.

Paris, le 28 mars 1904.

E. COMBES.

ANNEXE

A L'ARRÊTÉ MINISTÉRIEL DU 28 MARS 1904

INSTRUCTIONS SUR LES OBLIGATIONS DES PRATICIENS CHARGÉS DES SERVICES PUBLICS DE VACCINE

approuvées par l'Académie de Médecine et par le Comité consultatif d'hygiène publique de France (1).

par application de l'article 3 du règlement d'administration publique du 27 juillet 1903 sur les vaccinations et revaccinations obligatoires.

Dispositions générales.

La vaccination et la revaccination publiques sont pratiquées exclusivement avec le vaccin animal. Celui-ci ne doit

(1) Ces instructions sont extraites du rapport présenté par M. Kelsch au nom de la Commission de vaccine de l'Académie de Médecine, rapport successivement approuvé par l'Académie dans sa séance du 22 mars 1904 et par le Comité consultatif d'hygiène publique de France, sur la communication de M. le professeur Chantemesse, dans sa séance générale du 28 mars 1904.

provenir que des instituts publics ou de leurs succursales, ou d'instituts vaccinogènes privés placés sous le contrôle de l'Etat.

Surveillance et contrôle.

La surveillance et le contrôle du service de la vaccination seront exercés dans chaque département par une Commission de trois membres nommés par l'autorité préfectorale parmi les membres du Conseil départemental d'hygiène, dont deux médecins ayant une compétence reconnue en bactériologie et un vétérinaire, sous la présidence du secrétaire général ou d'un conseiller de préfecture délégué.

Cette Commission sera chargée de l'inspection du service des vaccinations proprement dites. Elle accomplira sa mission chaque fois qu'elle le jugera utile ou qu'elle y sera invitée par l'autorité supérieure.

Notions générales sur les résultats des vaccinations.

Il faut s'attendre à voir varier les résultats de la vaccination suivant les temps et les lieux. Ces oscillations dépendent de l'activité du virus employé, du procédé opératoire employé dans les inoculations à l'homme, enfin de la réceptivité des sujets inoculés.

De la valeur du virus. — Son influence.

Au début de la vaccination animale, on employait exclusivement la lymphe transportée de pis à bras, ou la lymphe défibrinée, incluse en tubes scellés. Vers 1895, pour des raisons très légitimes, la pulpe glycérinée fraîche, non vieillie, se substitua à la lymphe liquide dans les vaccinations effectuées hors des centres vaccinogènes, la lymphe ou la pulpe recueillies à même l'animal continuant à être employées partout où l'on disposait de génisse.

A partir de 1896, à la suite du travail de MM. Strauss, Chambon et Saint-Yves Ménard, démontrant l'action du vieillissement sur la purification de la pulpe glycérinée, la tendance s'établit de ne délivrer aux parties prenantes que de la pulpe âgée de 30 à 45 jours et même davantage, faisant valoir qu'une conserve ancienne, privée par le vieillissement de ses microbes adventices donnait encore après trois mois une éruption très légitime, exempte d'inflammation, on s'est flatté de trouver, dans les préparations de ce genre, le moyen d'épargner aux inoculés la réaction inflammatoire qui accompagne l'évolution vaccinale, sans diminuer en rien les chances de succès.

Il est des médecins qui estiment qu'on est allé trop loin dans cette voie de l'utilisation des pulpes vieillies. Il est très vrai que les conserves glycérinées se purgent avec le temps des impuretés qu'elles pouvaient contenir à l'origine ; mais est-il prouvé qu'elles ne perdent pas aussi une partie de leur virulence première ? Il s'en faut de beaucoup. Sur les êtres très réceptifs, comme l'enfant nouveau-né ou la génisse, ces pulpes âgées manifestent une activité très régulière et très satisfaisante. Mais ce qui est suffisant pour des sujets doués de la réceptivité maxima peut ne plus l'être pour l'adulte dont la réceptivité originelle a été émoussée par la vaccination infantile et les inoculations ultérieures. Pour triompher de ces résistances individuelles, il faut recourir à des virus aussi actifs que possible et ne point ménager les doses ; là où échoue un virus affaibli, un autre plus vivace s'implante et se développe (1).

(1) V. Vaillard : Au sujet des vaccinations et revaccinations dans l'armée. *Archives de médecine et de pharmacie militaire*, 1901, p. 351.

Or, l'expérience acquise dans ces dernières années par la vaccination dans l'armée établit que les pulpes vieillies perdent de leur efficacité sur les adultes, qu'elles ne conviennent guère à cette catégorie de sujets, chez lesquels les pulpes les plus récentes sont de beaucoup les plus efficaces. Avec les vieilles pulpes on se propose de diminuer les chances de réaction inflammatoire, mais, du même coup, on amoindrit les chances de succès; l'avantage ne compense pas les inconvénients. Au reste, il semble que l'aptitude phlogogène de la pulpe fraîche recueillie aseptiquement ait été notoirement exagérée. A l'Académie et à l'Institut Chambon on pratique très généralement la vaccination des enfants et la revaccination des adultes avec de la pulpe puisée à même la génisse, et, sur un ensemble d'opérations se chiffrant par centaines de mille, on n'a point observé d'accidents dignes d'être notés (1). Quoi qu'il en soit, il convient de réserver la pulpe vieillie pour les inoculations des génisses et les nouveau-nés, et de n'employer, pour la vaccination des adultes, que de la pulpe glycérinée fraîchement préparée. C'est ainsi qu'on en use dans l'armée. Parfois même, il est expédié des centres vaccinogènes de la pulpe récoltée deux ou trois jours auparavant, sans que le moindre accident ait été signalé par les médecins qui ont eu à l'employer.

Néanmoins, cette question mérite de rester à l'étude, et par conséquent de s'imposer à l'attention des chefs des établissements vaccinogènes et des médecins vaccinateurs.

Influence du mode d'inoculation.

L'influence du mode d'inoculation se juge par l'expérience.

(1) V. Vaillard, *op. cit.*, p. 356.

En 1897, le service de santé de l'armée, dans l'intention de restreindre au minimum la voie que l'inoculation ouvre aux infections secondaires, proscrivit les scarifications et ne maintint dans la technique vaccinale que les piqûres employées concurremment avec elles jusqu'alors. Aussitôt le pourcentage des succès baissa d'une manière très sensible. Dès lors se posa la question de la valeur respective des deux opérations. L'expérience acquise à l'Académie, à l'Institut Chambon et dans l'armée a établi que la simple piqûre suffit dans la vaccination de pis à bras avec la lymphe ou le mélange de lymphe et de pulpe fraîches; car ces produits, à la fois fluides et très actifs, pénètrent toujours en quantité suffisante à travers la minime brèche épithéliale faite avec l'aiguille, la lancette ou le vaccino-style. Mais il n'en va pas de même avec la pulpe glycérinée, matière non fluide, mais sirupeuse, mellifluente et même parfois grumeleuse quand le broyage a été imparfait. La piqûre ne convient guère pour introduire sous l'épiderme une quantité suffisante d'un pareil produit. *A priori*, l'incision, en offrant à celui-ci une surface d'absorption plus large que dans le procédé précédent, doit agrandir les chances de succès. Et effectivement, la statistique des résultats a démontré d'une façon très saisissante la supériorité des scarifications dans ces cas sur les piqûres. En voici un exemple rapporté par M. le Dr Vaillard : « Dans une même garnison, comprenant deux régiments, les médecins vaccinent les recrues avec la même pulpe, l'un par piqûres, l'autre par scarifications. Le premier enregistre 8,5 de succès p. 100 et le second 55,8. Frappé d'un pareil écart, le médecin du régiment le moins favorisé renouvelle sa tentative, non plus par piqûres, mais au moyen de légères scarifications, et malgré l'ancienneté du vaccin employé (cette pulpe avait près de trois mois), il obtient cette fois 18,6 de succès p. 100, c'est-à-dire plus de deux fois plus ». Quant aux accidents locaux imputés aux scarifications, ils sont à la vérité bien rares, 1 sur 100.000 d'après le médecin principal Antony. Le procédé des piqûres n'en est d'ailleurs pas exempt. Ces rarissimes mécomptes ont figuré de tout temps parmi les aléas de tous les procédés. La grandeur du résultat à atteindre doit faire négliger les minimes inconvénients de la méthode. Il convient donc de ne pas s'exagérer l'importance de cette porte ouverte à l'infection que représente une scarification superficielle, surtout quand les opérations sont faites antiseptiquement. Si l'on venait à la redouter quand même, il serait facile de la fermer par l'application, sur la solution de continuité, d'une mince couche de ouate aseptique.

Sans repousser la méthode par piqûre, on peut donc donner la préférence aux scarifications, surtout à l'égard des inoculations avec la pulpe.

Influence de la réceptivité.

Reste la réceptivité. Elle varie sensiblement, lorsqu'il s'agit d'adultes, et toute réserve faite des autres influences susceptibles d'intervenir dans l'espèce, elle varie selon la rigueur qui a présidé aux vaccinations antérieures. Il y a lieu de tenir compte de l'intervention possible de ce facteur dans l'avenir; car, avec l'importance et l'extension que va prendre la vaccine, nous entrons peut-être dans une période où les revaccinations rencontreront de plus en plus d'adultes réfractaires.

Du vaccin à employer.

Le vaccin est d'autant plus actif qu'il est plus fraichement récolté. La vaccination de génisse à bras avec la pulpe donne les meilleurs résultats ; elle se recommande dans les villes où il existe un établissement vaccinogène.

En dehors des établissements vaccinogènes, la vaccination sera faite avec une pulpe glycérinée suffisamment fluide, aussi fraîche que possible, surtout quand elle est destinée aux revaccinations. Mais d'une façon générale, la pulpe glycérinée ne perd pas sensiblement de son activité pendant le mois qui suit sa récolte ; il n'y a pas d'inconvénient à s'en servir pendant cette période, et par conséquent à reculer jusqu'au trentième jour après la récolte la limite extrême de son envoi. Ce délai s'impose d'ailleurs en prévision des cas où, en raison d'épidémies menaçantes ou d'autres circonstances urgentes, les demandes affluent à l'établissement vaccinogène.

Les tubes de pulpe glycérinée devront être utilisés aussitôt que possible, au plus tard le quarantième jour à partir de la date de sa récolte. Ils seront, en attendant, placés dans un endroit frais et à l'abri de la lumière.

Le médecin vaccinateur n'utilisera jamais, pour les vaccinations ou revaccinations des retardataires, l'excédent de pulpe qui aura servi aux opérations précédentes. En d'autres termes, tout tube une fois ouvert, mais non épuisé dans une séance, ne pourra plus être utilisé dans une autre.

Dans les pays chauds et en France, en été, pendant les fortes chaleurs, il peut arriver exceptionnellement que la virulence de la pulpe s'affaiblisse et que son inoculation ne donne pas les résultats habituels. La Commission de contrôle et l'établissement vaccinogène livreur en seront immédiatement informés, et une nouvelle demande de vaccin sera adressée, s'il y a lieu, à ce dernier.

En tout lieu et en toute saison, d'ailleurs, on ne saurait

conclure d'un résultat jugé insuffisant à l'affaiblissement de la matière vaccinale, avant de s'être assuré que ce résultat n'est pas en rapport avec quelque autre circonstance indépendante de la qualité du vaccin, telle que le mode d'inoculation ou l'insuffisance de réceptivité des sujets vaccinés. Si des insuccès avérés et exceptionnels étaient constatés, si des accidents imputables à la vaccination venaient à se produire, les vaccinateurs devront en rendre compte immédiatement à la Commission de contrôle et par son entremise à l'Académie de médecine.

Cette instruction est revisable. Mais il y a quelque chose de supérieur à la meilleure des instructions, c'est qu'aucun de ceux qui seront actionnés dans les différentes opérations qu'elle édicte, ne perde de vue l'impérieux devoir de chercher à écarter les moindres chances d'accident d'une opération qui est imposée par la loi à tous les Français.

www.ingramcontent.com/pod-product-compliance
Lightning Source LLC
LaVergne TN
LVHW050509160826
845677LV00003B/1027

9782329644240